Debates en marcha

LA EPIDEMIA DE LOS OPIOIDES Y LA CRISIS DE LAS ADICCIONES

Elliott Smith
Cicely Lewis, editora ejecutiva

ediciones Lerner ◆ Mineápolis

CARTA DE CICELY LEWIS

Estimados lectores:

Inicié el proyecto fascinante de Read Woke como respuesta a las necesidades de mis alumnos. Quería que leyeran libros que cuestionaran las normas sociales, les dieran voz a quienes no la tienen y que pusieran en duda el estado de las cosas. ¿Alguna vez sentiste que te ocultaban la verdad? ¿Sentiste alguna vez que los adultos no te cuentan la historia completa por tu corta edad? Bueno, yo creo que tienes derecho a conocer los problemas que aquejan a nuestra sociedad. Creo que tienes derecho a oír la verdad.

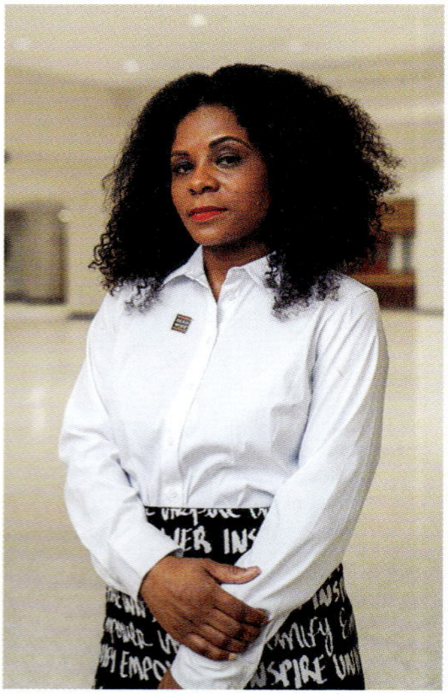

Cicely Lewis

Creé Read Woke Books en español porque quiero que ustedes sean ciudadanos informados y humanos. Pronto serán los líderes de nuestra sociedad, y necesitan contar con el conocimiento que les permita tratar a los demás con la dignidad y el respeto que se merecen. En consecuencia, ustedes pueden ser tratados con el mismo respeto.

Cuando pasen estas páginas, aprenderán cómo la historia ha marcado lo que hacemos hoy. Espero que puedan ser el cambio que ayude a que el mundo sea un mejor lugar para todos.

Cicely Lewis, editora ejecutiva

CONTENIDO

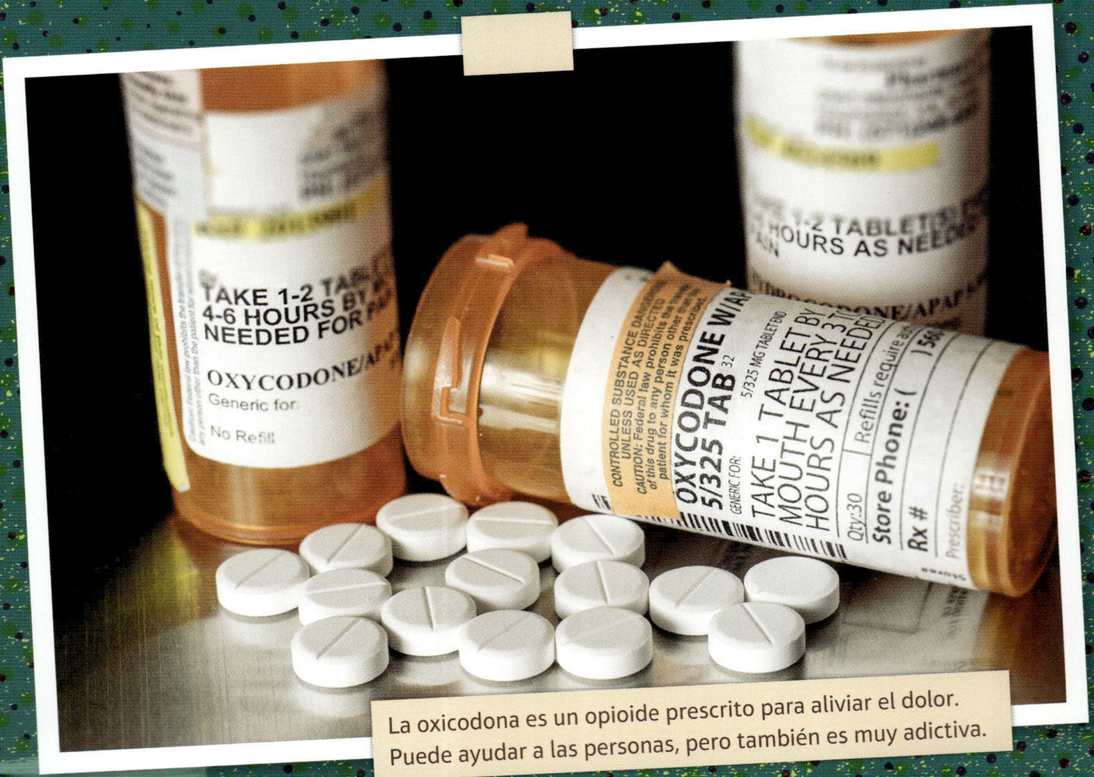

La oxicodona es un opioide prescrito para aliviar el dolor. Puede ayudar a las personas, pero también es muy adictiva.

DE NUEVO EN MARCHA

SUPERAR UNA ADICCIÓN A LOS OPIOIDES ES DIFÍCIL, PERO NO IMPOSIBLE. Más del 40 % de las personas que reciben medicamentos como parte de un tratamiento se recuperan. Con tratamientos humanos y efectivos, las personas pueden superar sus adicciones.

Cuando Cortney tenía dieciséis años, una persona amiga le dio un opioide con receta. Rápidamente se hizo adicta y usaba todo el dinero que tenía para comprar más pastillas. Pronto había dejado la escuela. Después de tres años de luchar contra la adicción, logró mejorar con la ayuda de programas de recuperación y terapia. Comenzó a trabajar como defensora para ayudar a otros a lidiar con la adicción a los opioides.

«Gracias a los recursos de recuperación y al maravilloso apoyo de pares y terapeutas, me di cuenta de que ya no tenía que vivir de esa manera», explicó Cortney. «Me di cuenta de que la recuperación era en realidad posible para mí».

Superar una adicción a los opioides puede ser difícil, incluso para las personas con fama mundial. El rapero Eminem luchó con los medicamentos recetados durante años. Su fama le dio mayor acceso a las pastillas. Pero decidió desintoxicarse por sus hijos.

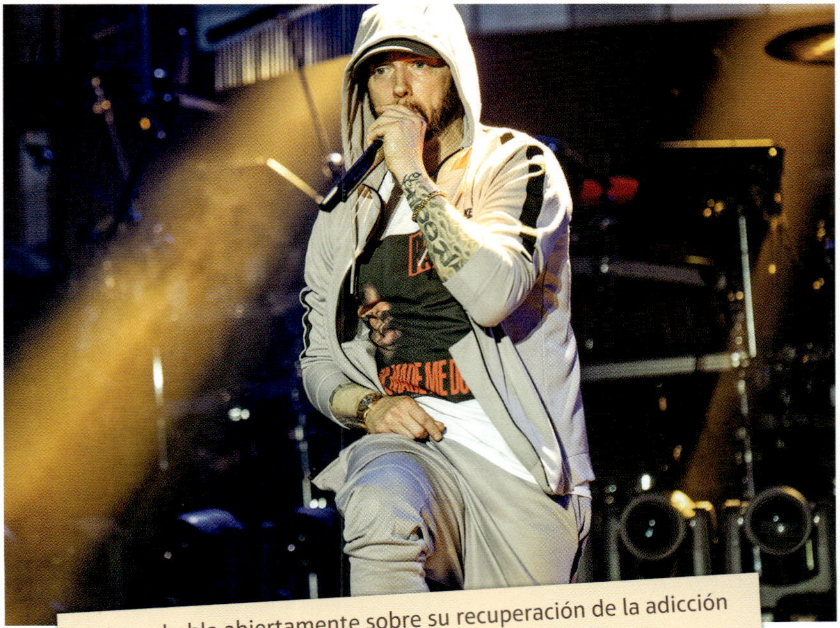

Eminem habla abiertamente sobre su recuperación de la adicción para intentar ayudar a las personas que tengan dificultades.

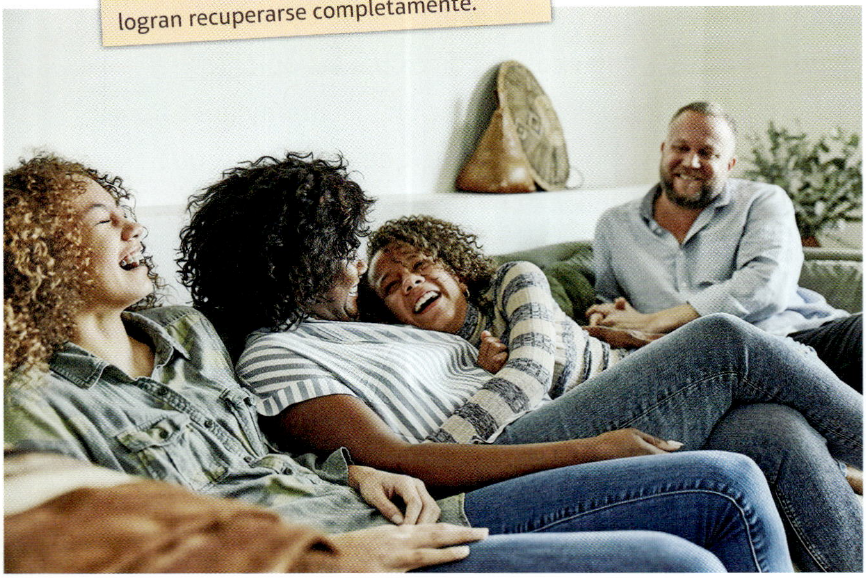

Muchos de los que luchan con la adicción logran recuperarse completamente.

Después de pasar por un programa de rehabilitación completo, Eminem se recuperó. No ha consumido drogas durante más de una década. Todos los años, en el aniversario de su desintoxicación, publica en las redes sociales al respecto para inspirar a otros.

«Ha sido un proceso de aprendizaje», expresó. «Estoy creciendo. No podía creer que alguien pudiera ser feliz naturalmente sin meterse algo. Por eso, les diría a todos: "Sí que mejora"».

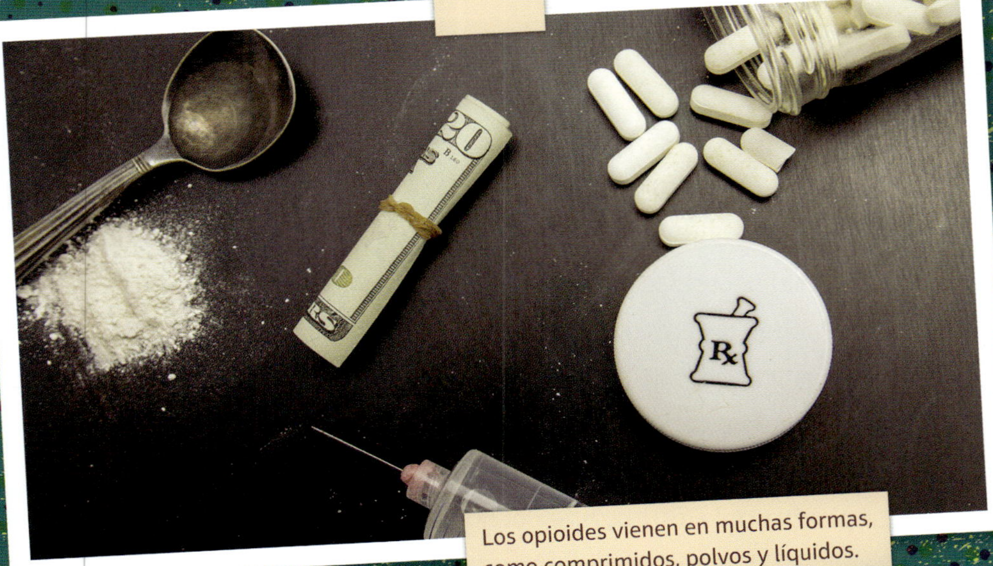

Los opioides vienen en muchas formas, como comprimidos, polvos y líquidos.

CAPÍTULO 1

¿QUÉ SON LOS OPIOIDES?

LOS OPIOIDES SON PRODUCTOS QUÍMICOS QUE INTERACTÚAN CON LAS CÉLULAS NERVIOSAS DEL CUERPO Y DEL CEREBRO. Pueden producir sensaciones de euforia y reducir la intensidad y la sensación de dolor. Cuando se usan con cuidado y durante un período breve, pueden brindar el alivio necesario mediante la reducción del dolor moderado a fuerte.

Existen distintos tipos de opioides. Los médicos recetan medicamentos como la oxicodona y la codeína a los pacientes con dolor. Los opioides sintéticos como el fentanilo son extremadamente poderosos. Y la heroína es un opioide ilegal.

Los opioides, incluso aquellos recetados por los médicos, pueden causar daño. En un tiempo breve, que puede llegar a una semana, las personas pueden convertirse en dependientes de los opioides para reproducir las sensaciones de euforia. Pueden tomar pastillas sin necesidad o buscar opioides ilegales para reducir el dolor. Pueden enfermarse si dejan de tomar los opioides. Tomar dosis más potentes de opioides aumenta el riesgo de sobredosis (cuando alguien toma demasiado de una sustancia de una vez). Una sobredosis por opioides puede llevar a la muerte.

La palabra *opioide* proviene del nombre de la planta de adormidera. Algunos opioides recetados, como la morfina, se obtienen a partir de estas plantas. A lo largo de la historia, las personas han valorado el opio por sus efectos medicinales y

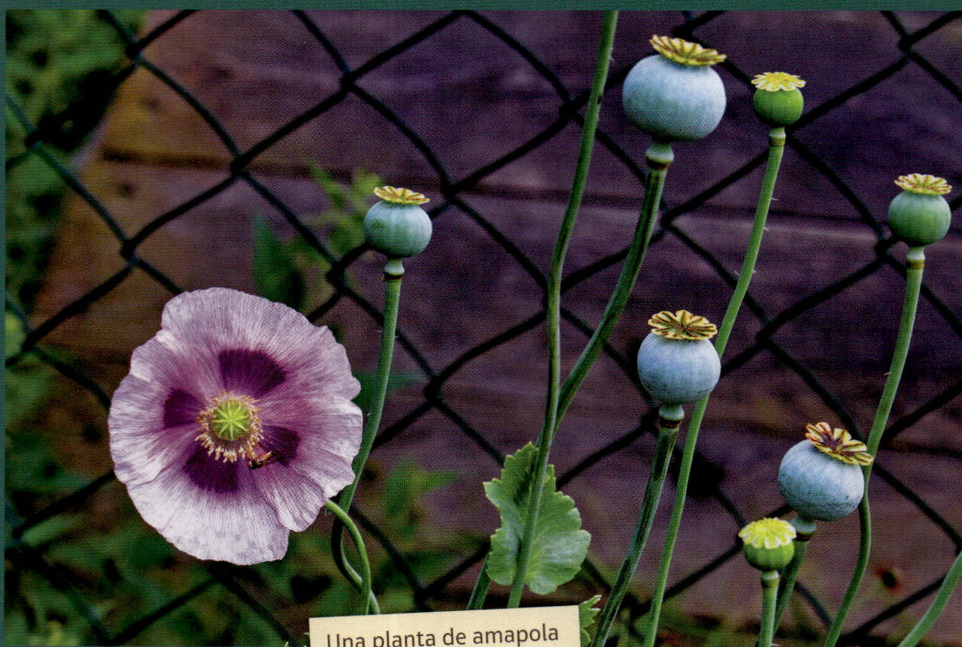

Una planta de amapola o adormidera en flor

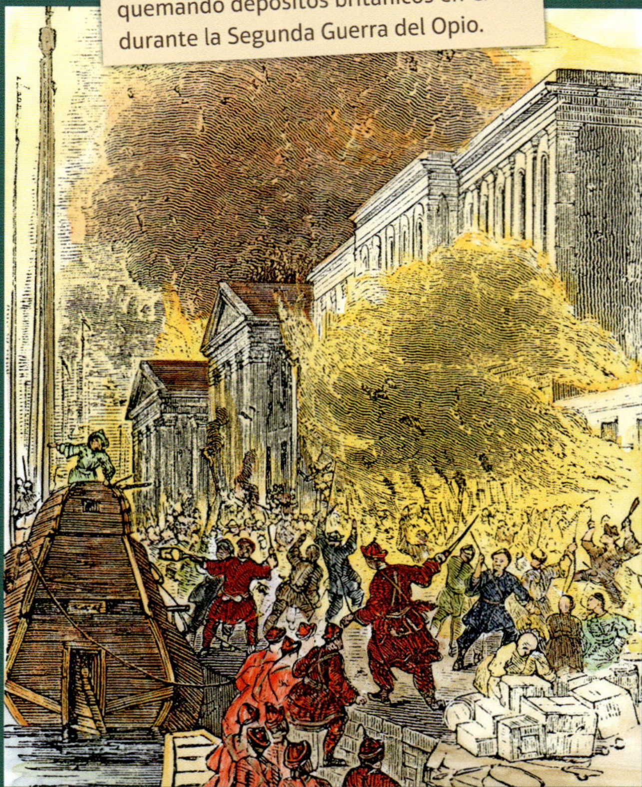

Una ilustración muestra a las personas quemando depósitos británicos en China durante la Segunda Guerra del Opio.

alucinógenos, y ha servido además como una fuente de conflicto. Las disputas por el comercio del opio en Asia llevaron a las Guerras del Opio (1839–1842, 1856–1860) entre Gran Bretaña y China.

Los opioides han estado en uso en Estados Unidos durante cientos de años. Los recintos para consumir opio, donde las personas podían consumir la sustancia por placer, se hicieron muy conocidos en el Oeste estadounidense en la década de 1850. Los soldados heridos recibían morfina en la Guerra Civil (1861–1865). Algunas empresas farmacéuticas incluso ponían heroína en los medicamentos para la tos infantil.

PARQUE PARA RATAS

A fines de la década de 1970, el psicólogo Bruce Alexander creó el estudio del parque para ratas. Les dio a grupos de ratas dos opciones de bebida: agua corriente y agua con morfina. Las ratas que vivían solas bebían repetidas veces el agua con morfina y presentaban adicciones. Pero las ratas que vivían en comunidad con muchos juguetes y otras ratas bebían menos el agua con morfina y no presentaban adicciones con tanta frecuencia. El estudio mostraba que el ambiente y el apoyo pueden reducir la probabilidad de adicción.

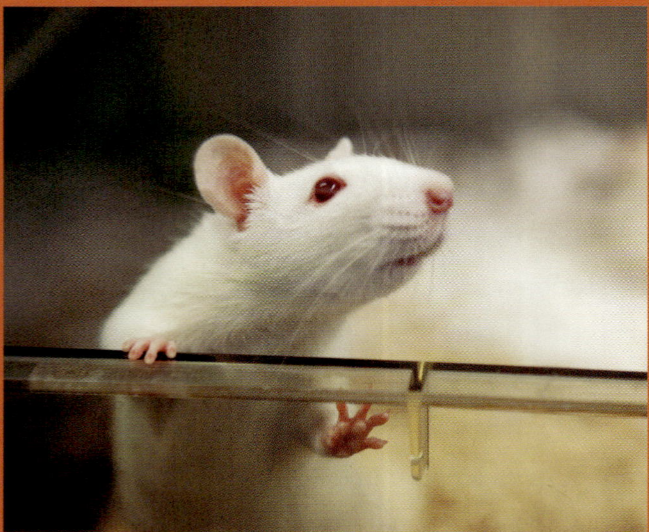

Durante la historia del consumo de opioides, la adicción ha sido un problema de importancia. ¿Cómo se vuelven adictas las personas a estas drogas?

«Este problema no mejorará de un momento a otro».

Dr. Andrew Kolodny, codirector de investigación de políticas para los opioides, Universidad Brandeis

Cuando las personas toman opioides, estos cambian las sustancias químicas del cerebro. Los opioides pueden reemplazar sus endorfinas naturales, que son sustancias químicas que pueden causar sensaciones de bienestar. El cuerpo puede dejar de producir suficientes endorfinas para funcionar con normalidad. Si dejan de tomar los opioides, pueden experimentar síntomas de una enfermedad llamada síndrome de abstinencia. Pueden comenzar a tomar opioides de forma regular y en dosis más fuertes para evitar la abstinencia. Algunas personas recurren a drogas ilegales, que con frecuencia son más fuertes y más fáciles de acceder. Eso aumenta el riesgo de daño y la adicción a largo plazo. Es un ciclo difícil de romper.

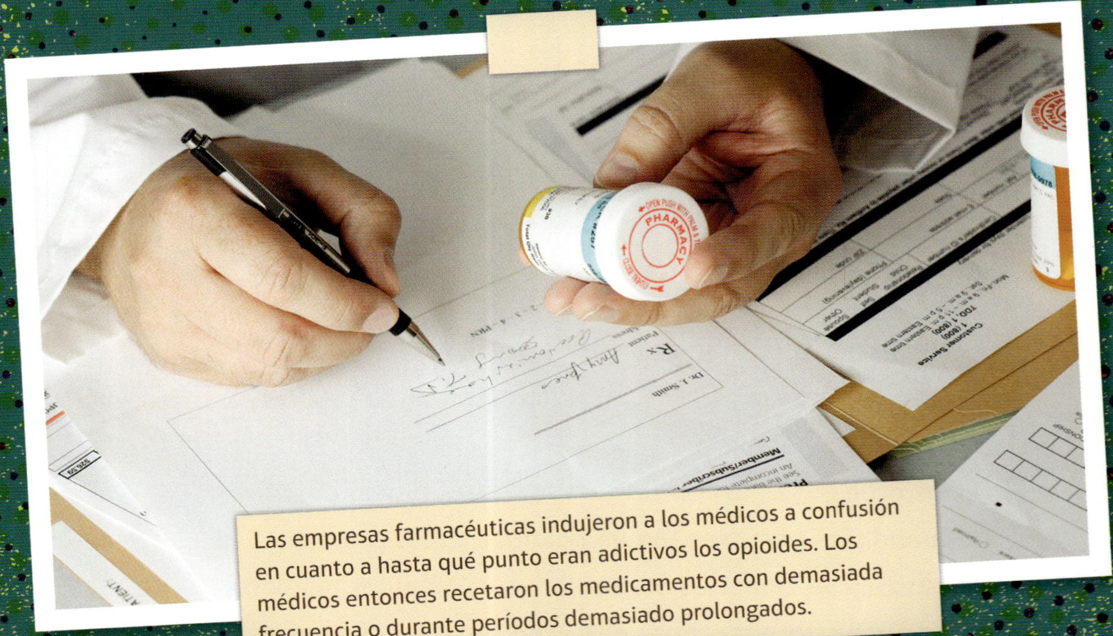

Las empresas farmacéuticas indujeron a los médicos a confusión en cuanto a hasta qué punto eran adictivos los opioides. Los médicos entonces recetaron los medicamentos con demasiada frecuencia o durante períodos demasiado prolongados.

CAPÍTULO 2

PREOCUPACIÓN NACIONAL

EL PROBLEMA DE ESTADOS UNIDOS CON LOS OPIOIDES SE HA ACELERADO EN LOS ÚLTIMOS VEINTE AÑOS. Casi 450 000 personas murieron de una sobredosis de opioides entre 1999 y 2018. La crisis empeoró durante los últimos años, con un promedio de 128 personas muertas por sobredosis por día.

Varios factores causaron esta crisis. Uno es que los médicos estadounidenses recetaron opioides en exceso, dado que redactaron entre 150 millones y 250 millones de recetas de opioides cada año. El índice de consumo diario de opioides en Estados Unidos es una dosis diaria por cada veinte personas, mucho mayor que en otros países. Los estadounidenses toman veinte mil dosis diarias más de opioides que los canadienses, que ocupan el segundo lugar por el índice de consumo más elevado.

«Seguimos recentando más del 80 % de los opioides mundiales a menos del 5 % de la población mundial», señaló el director general de sanidad de Estados Unidos, Jerome Adams, en 2018.

La cantidad de opioides disponibles produce varios problemas. Cuando los médicos recetan pastillas para meses en lugar de días, los pacientes pueden tomar demasiadas y convertirse en adictos. Algunas veces los niños, los familiares adultos o amigos de los pacientes encuentran y consumen las pastillas extras. Algunas veces estas pastillas se venden ilegalmente a narcotraficantes. Algunos médicos recetaban y vendían opioides a pacientes que no los necesitaban. Las fábricas ilegales de pastillas ayudaron a propagar los opioides en todo el país.

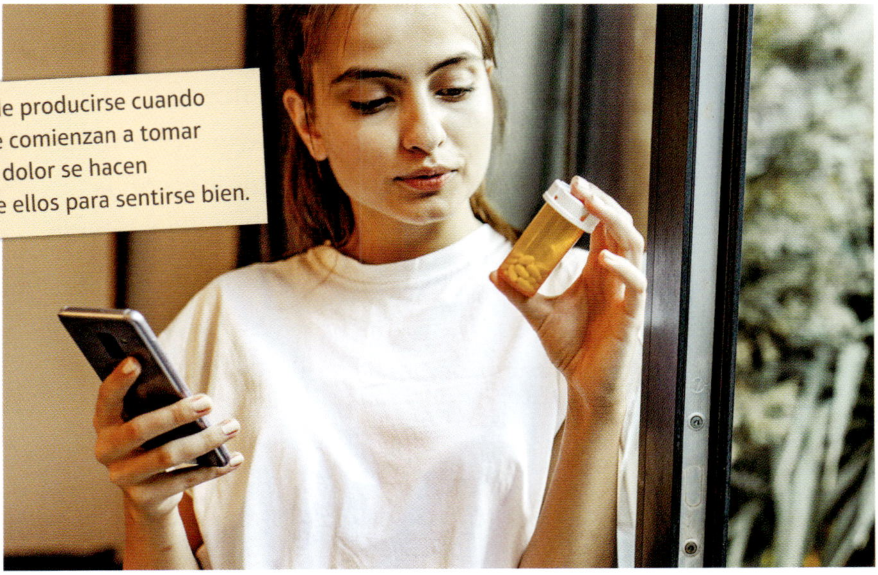

La adicción puede producirse cuando las personas que comienzan a tomar opioides para el dolor se hacen dependientes de ellos para sentirse bien.

LA GUERRA CONTRA LAS DROGAS

La guerra contra las drogas comenzó con la presidencia de Richard Nixon (1969–1974) y aumentó su intensidad en las décadas de 1980 y 1990. Durante este período, los políticos que deseaban parecer duros contra el delito presionaban para que los castigos por posesión y consumo de drogas fueran cada vez más severos. Dado el racismo sistémico presente en las fuerzas de cumplimiento de la ley, estos castigos recaían desproporcionadamente en las personas negras y latinas. Esta respuesta al consumo de drogas fue diferente a la respuesta a la epidemia de los opioides. Las diferencias sugieren que cuando las personas blancas consumen drogas, reciben información y ayuda. Pero cuando las personas negras o latinas consumen drogas, se las considera delincuentes.

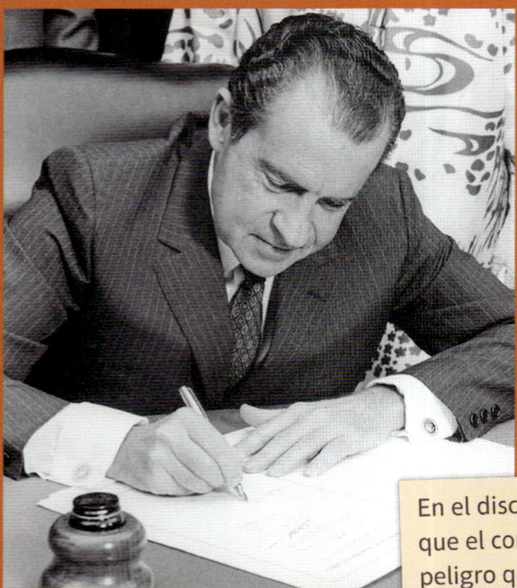

En el discurso de 1971, Nixon afirmó que el consumo de drogas era el mayor peligro que enfrentaba Estados Unidos.

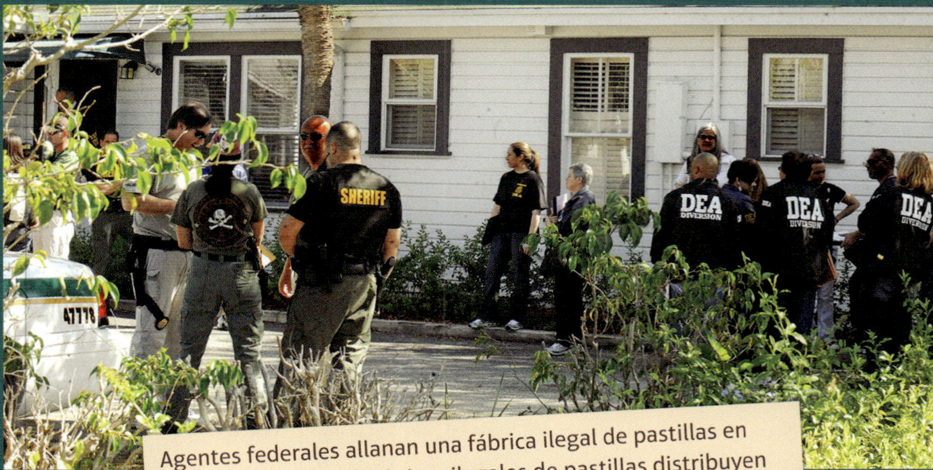

Agentes federales allanan una fábrica ilegal de pastillas en Florida en 2011. Las fábricas ilegales de pastillas distribuyen grandes cantidades de pastillas con poca supervisión, lo que contribuye a los grandes índices de adicción.

Pero a medida que la cantidad de pastillas comenzó a disminuir debido a las redadas a las fábricas ilegales de pastillas ordenadas por el gobierno y con las leyes más estrictas para las recetas, el consumo de opioides sintéticos como el fentanilo comenzó a aumentar. El fentanilo es cincuenta a cien veces más fuerte que la morfina. Con frecuencia se lo combina con otras drogas, como la cocaína. Muchos consumidores toman sin saberlo cantidades que pueden llevar a una sobredosis.

La región de los Apalaches se ha visto muy afectada por la crisis de los opioides. En lugares como Ohio y West Virginia, los índices de sobredosis eran un 48 % más altos que en el resto del país. En estos lugares, hay factores adicionales que pueden haber empeorado la epidemia. La pobreza y la falta de oportunidades económicas probablemente hayan contribuido al uso indebido de los opioides. El acceso deficiente a la

PARA REFLEXIONAR

¿Por qué crees que los médicos y farmacéuticos distribuían tantos comprimidos de opioides? ¿De qué manera pueden ayudar los profesionales médicos en la crisis actual?

atención sanitaria y al tratamiento dificultaba que las personas trataran el dolor sin opioides y que obtuvieran ayuda para sus adicciones. Aunque la atención pública está centrada principalmente en las personas blancas afectadas por la adicción, el problema de los opioides cruza las líneas raciales y étnicas. Los índices de muertes por opioides sintéticos aumentó entre todas las razas entre 2013 y 2017, pero aumentaron más para los estadounidenses negros y latinos que para los blancos.

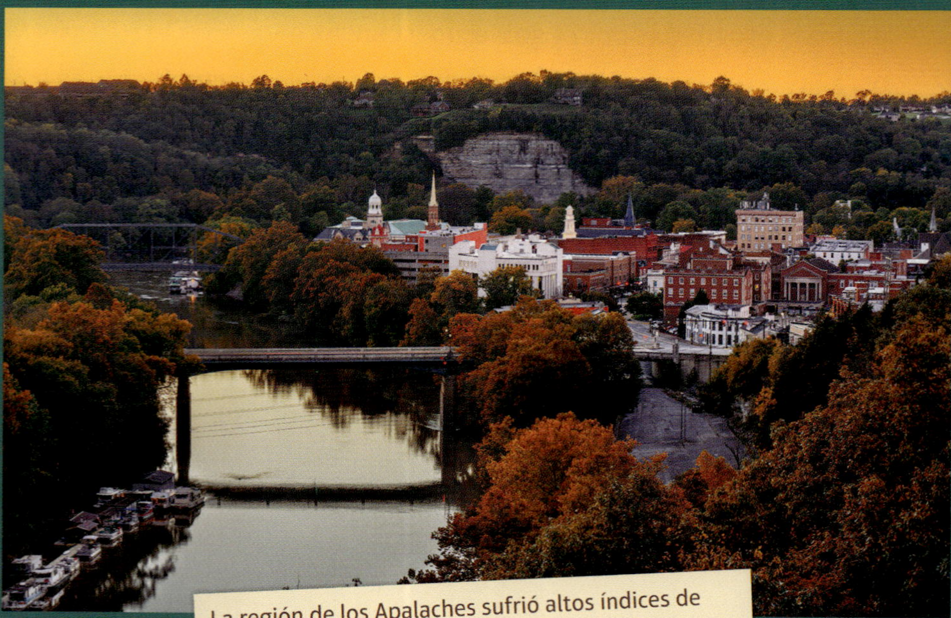

La región de los Apalaches sufrió altos índices de adicción y sobredosis en el pico de la crisis.

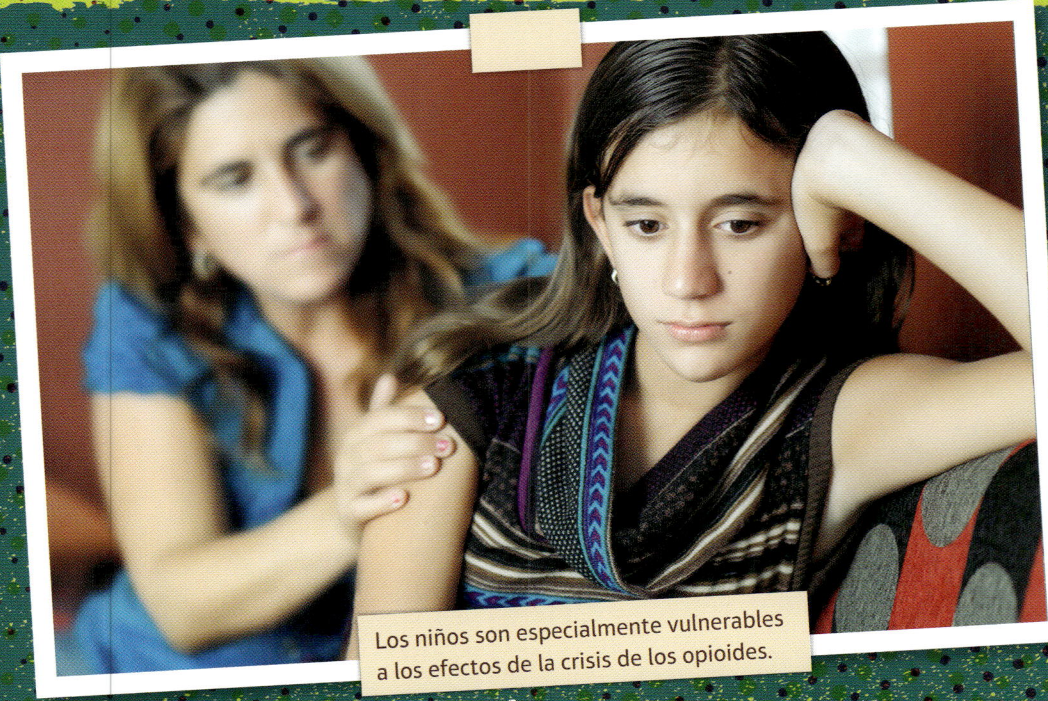

Los niños son especialmente vulnerables a los efectos de la crisis de los opioides.

CAPÍTULO 3
EL EFECTO EN LOS NIÑOS

LAS SECUELAS EN LOS NIÑOS CON FRECUENCIA ES UN ASPECTO PASADO POR ALTO EN LOS DEBATES SOBRE LA ADICCIÓN A LOS OPIOIDES. En 2017, más de 2 millones de niños tenían a uno de sus padres con un trastorno en el consumo de opioides, o tenían un problema con los opioides ellos mismos. Más de 300 000 niños fueron ubicados en hogares temporales. A más de 200 000 se les murió uno de los padres. Y 170 000 niños tomaron opioides de forma accidental o voluntaria. Si la tendencia actual continúa, la cantidad de niños que deberán afrontar un trastorno por el consumo de opioides podría alcanzar los 4,2 millones para 2030.

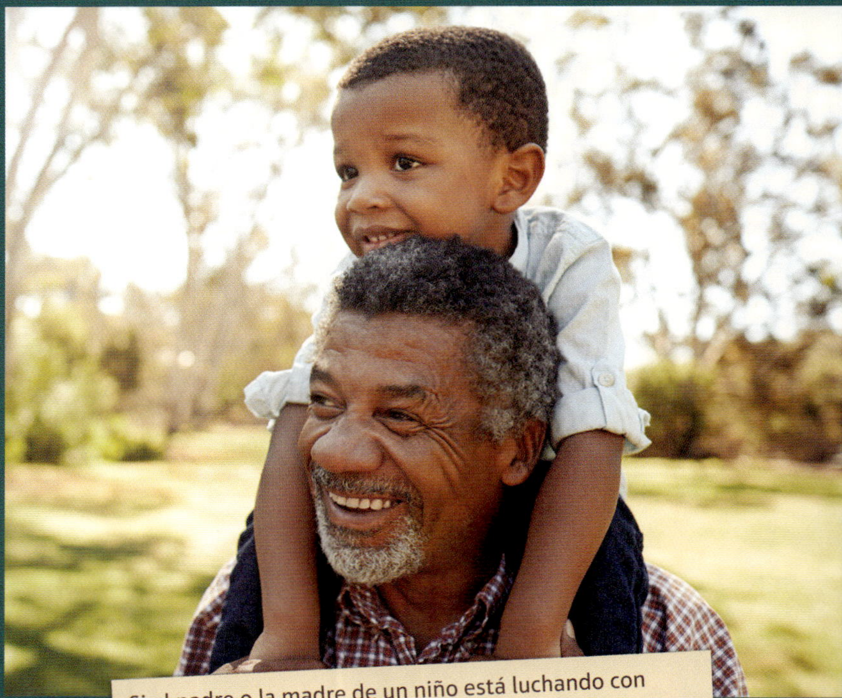

Si el padre o la madre de un niño está luchando con las adicciones y no puede cuidarlo, puede intervenir un abuelo o abuela.

Con frecuencia, las personas a cargo de los niños no están equipados para ayudar a los menores que atraviesan problemas por los opioides. Los niños que se han visto expuestos a la adicción con opioides en el hogar pueden sufrir los efectos a largo plazo del trauma. Algunos estados están quedándose sin recursos para cuidar a los niños que lo necesitan.

«Es un círculo de pobreza, consumo de drogas y resultados sanitarios deficientes», manifestó la Dra. Elizabeth Coté, asociada médica principal del Instituto Nacional de la Salud Infantil. «Con demasiada frecuencia, esos niños se convirtieron en víctimas de este círculo vicioso».

La crisis de los opioides ha puesto en riesgo a los niños de todo el país. En 2019, West Virginia tenía la mayor cantidad de niños afectados con cincuenta y cuatro cada cien niños. Pero el problema es igual de crítico en otros lugares. En una escuela en Filadelfia, los docentes hablan con los niños todos los días sobre lo que está sucediendo en el hogar y sus barrios. Les da a los niños la posibilidad de expresar sus emociones y muestra a los docentes cuáles de sus estudiantes puede necesitar más apoyo.

Educar a los niños sobre los peligros de los opioides a corta edad es esencial. Las investigaciones muestran que los adolescentes y los jóvenes con frecuencia subestiman el riesgo, entonces es probable que no comprendan lo fácil que es convertirse en adicto. Entre 2005 y 2020, el consumo de opioides entre adolescentes y jóvenes ha aumentado con rapidez. Uno de cada cinco declara un uso indebido de los opioides. Como sus cerebros aún se están desarrollando, pueden ser propensos a conductas riesgosas o el uso indebido de opioides.

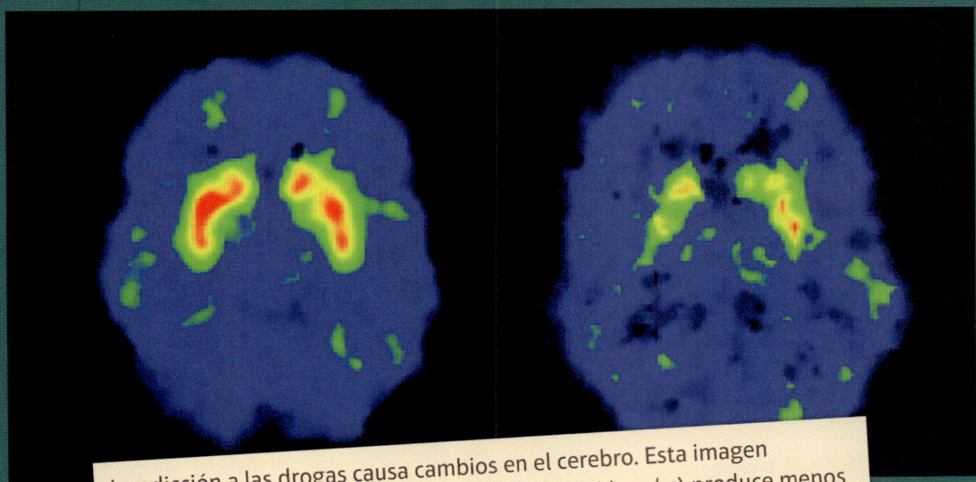

La adicción a las drogas causa cambios en el cerebro. Esta imagen muestra cómo el cerebro de una persona adicta (*derecha*) produce menos dopamina, que es una sustancia química vinculada con la felicidad.

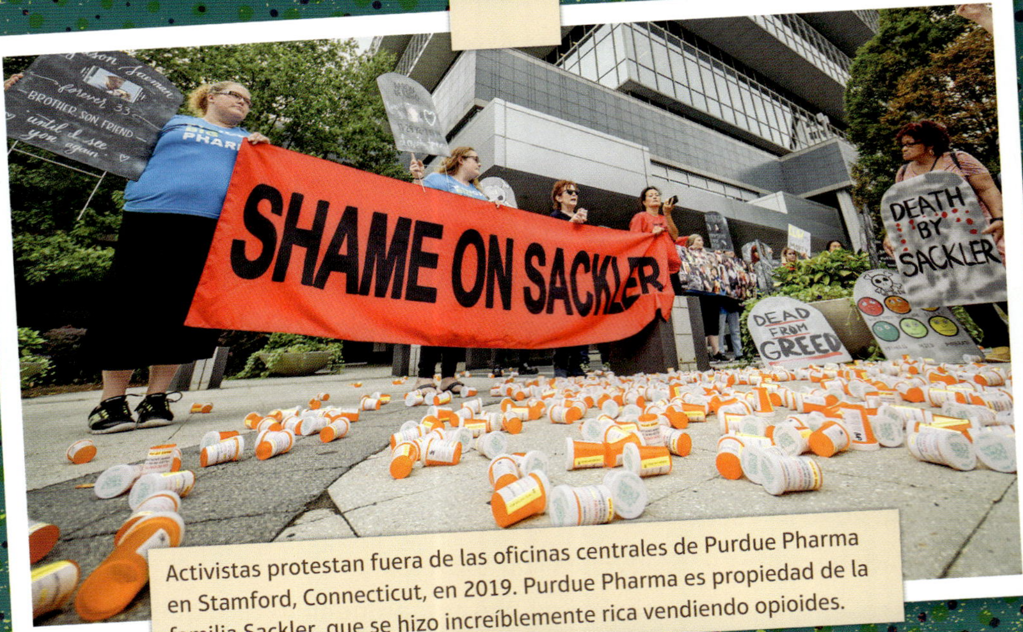

Activistas protestan fuera de las oficinas centrales de Purdue Pharma en Stamford, Connecticut, en 2019. Purdue Pharma es propiedad de la familia Sackler, que se hizo increíblemente rica vendiendo opioides.

CAPÍTULO 4

MANOS AMIGAS

LAS PERSONAS DE DIFERENTES SECTORES DE LA SOCIEDAD HAN UNIDO FUERZAS PARA RESOLVER LA CRISIS DE LOS OPIOIDES. Las organizaciones de todo el país presionan para que haya mejores leyes y dinero para los tratamientos. Fed Up! es una coalición de grupos que quiere que el gobierno federal apruebe leyes y promulgue reglamentaciones para ayudar a ponerle fin a la epidemia. La organización ha marchado varias veces por la causa en Washington, DC.

La profesión médica está trabajando en el tema también. Los médicos han intentado limitar sus recetas de opioides. Tener conversaciones francas con los pacientes acerca del dolor puede ayudar a determinar si pueden usarse otros medicamentos o tratamientos alternativos. Algunos médicos y farmacéuticos toman cursos adicionales para saber más sobre los efectos del consumo de opioides. Muchos están usando bases de datos para verificar si los pacientes ya han recibido medicamentos opioides.

Algunas ciudades y condados estadounidenses interpusieron demandas federales contra los fabricantes de opioides por el daño que han causado estas sustancias. En 2020, cuatro empresas llegaron a un acuerdo por $26 mil millones por daños y perjuicios. Fue el segundo juicio más grande en la historia estadounidense. El dinero se destinará a estados y comunidades locales que prometieron usar los fondos para ayudar a los programas de tratamiento por opioides. Pero no está garantizado el cumplimiento de las promesas. Otros grandes

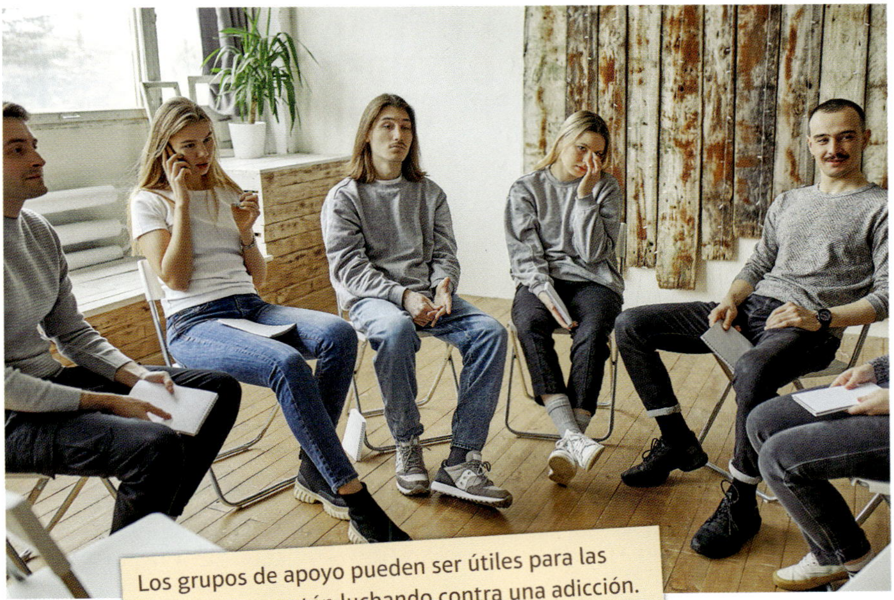

Los grupos de apoyo pueden ser útiles para las personas que están luchando contra una adicción.

fondos de acuerdos, como uno contra la industria del tabaco, fueron gastados por los estados en programas que no incluían la prevención del consumo de tabaco.

Los profesionales de salud pública han adoptado el uso del tratamiento asistido con medicamentos (MAT, por las siglas en inglés). Con este tratamiento, se combinan medicamentos con orientación y terapia conductual para abordar el consumo indebido de los opioides. Se usan medicamentos tales como la metadona, la buprenorfina y la naltrexona para ayudar con la

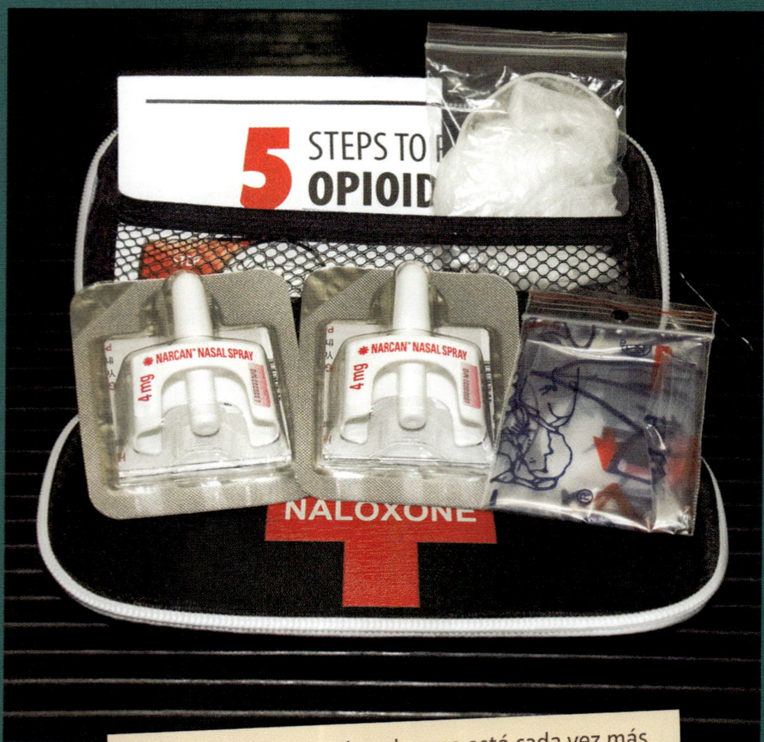

La capacitación sobre la naloxona está cada vez más disponible en todo Estados Unidos. El medicamento puede salvar a las personas de una sobredosis.

«Tenemos que intervenir como sociedad y brindar la infraestructura que pueda ayudar a que el éxito sea más probable».

—Travis Rieder, bioético y exadicto a los opioides

adicción de largo plazo. Otro medicamento, la naloxona, se usa para revertir las sobredosis con opioides.

Algunas voces críticas argumentan que tratar la adicción a las drogas con otras drogas no tiene sentido. Pero las investigaciones muestran que el tratamiento asistido con medicamentos funciona mejor para suprimir las ansias y bloquear los efectos de los opioides que los tratamientos sin medicamentos. Las personas que reciben este abordaje terapéutico tienen menos probabilidades de volver a consumir opioides y menos probabilidades de morir de una sobredosis con opioides. Es por eso que ha sido aprobado por organizaciones tales como el Instituto Nacional sobre el Abuso de Drogas.

La crisis de los opioides está lejos de terminar. Pero las personas de todos los niveles de la sociedad están trabajando en conjunto para ayudar a cambiar el panorama.

PARA REFLEXIONAR

¿Cuáles son algunas medidas que puede tomar nuestro gobierno para ayudar a quienes tienen una adicción a los opioides?

MANOS A LA OBRA

Estas son algunas maneras en las que tú y tu familia pueden ayudar con la crisis de los opioides.

Pregúntale a tu representante local qué está haciendo tu estado en relación con la crisis de los opioides.

Escríbele a tu representante para pedir por un acceso más amplio a los medicamentos para luchar contra las sobredosis, tales como Narcan, en espacios públicos como bibliotecas.

Habla con tus padres sobre cómo descartar de manera segura o devolver los medicamentos que sobran.

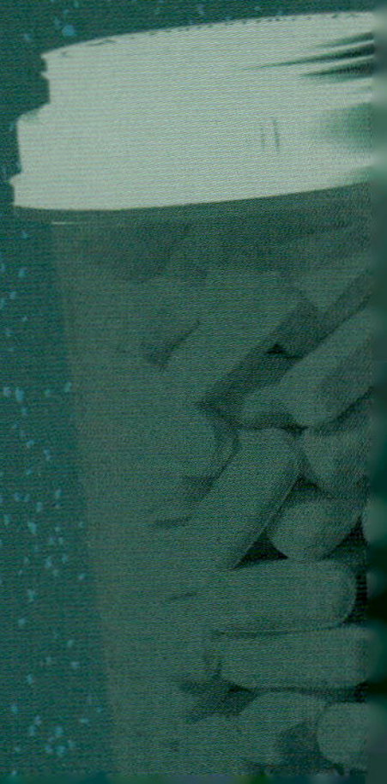

Considera formar un grupo con un adulto para convertirte en voluntario en los hogares temporales.

Con el permiso de un adulto, dona a una organización que luche contra la epidemia de opioides, como http://themarahproject.org.

Investiga los signos de la adicción y prepárate para ayudar a una persona amiga o familiar.

Prepara una iniciativa para juntar ropa, pañales o juguetes para organizaciones y hospitales locales que ayuden a bebés y niños afectados por la epidemia de opioides.

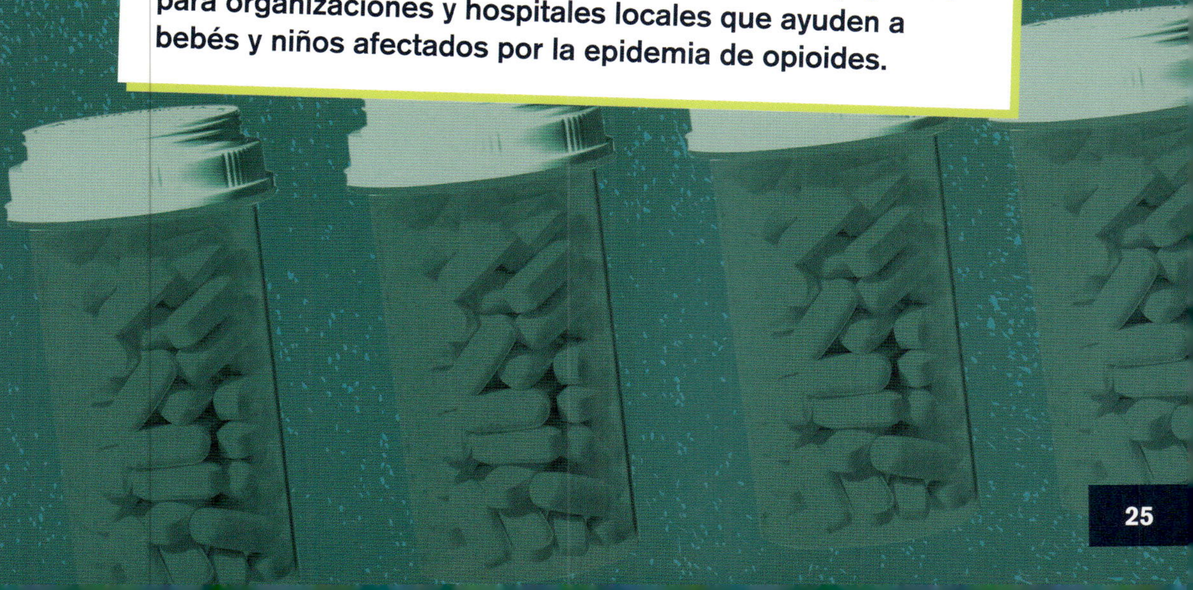

LÍNEA DE TIEMPO

3400 A. C. Se cultiva la planta de adormidera en la baja Mesopotamia y se traslada a diferentes culturas.

1803: Friedrich Sertürner, un científico alemán, descubre cómo crear morfina a partir de las amapolas.

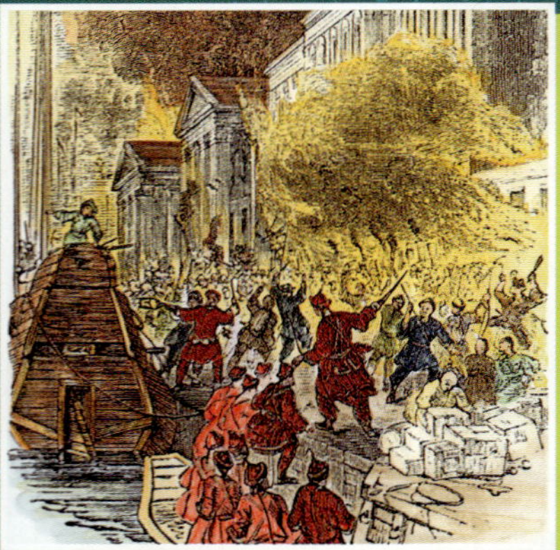

1839: Comienza la Primera Guerra del Opio entre Gran Bretaña y China.

1895: La empresa farmacéutica Bayer crea un producto nuevo, la heroína.

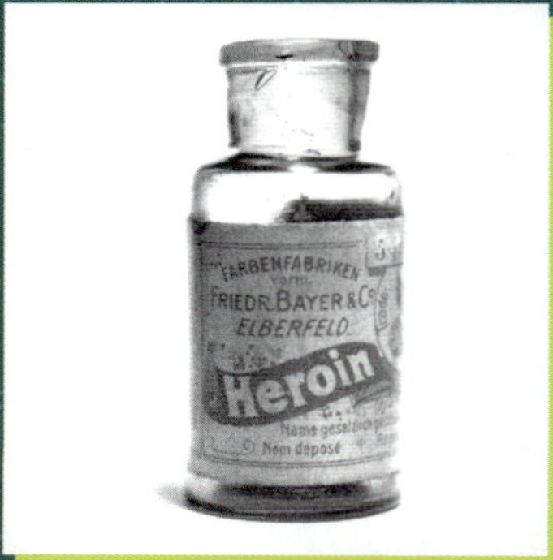

1970: Estados Unidos aprueba la Ley de Sustancias Controladas, que crea categorías para los niveles de abuso potencial.

1995: Purdue Pharma presenta OxyContin y afirma que es más seguro que otros opioides.

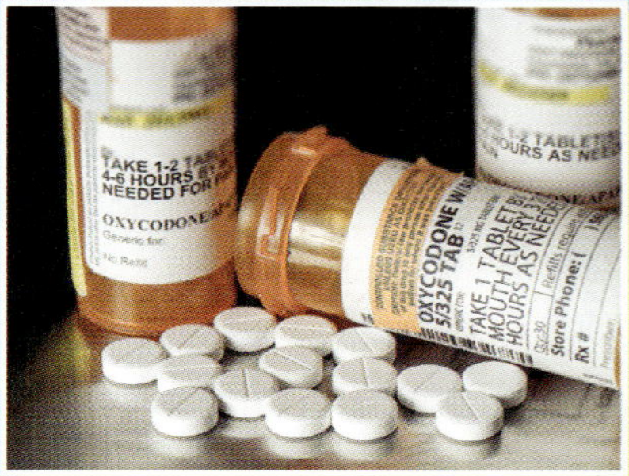

2007: Purdue Pharma se declara culpable por afirmar falsamente que OxyContin es más seguro que otros opioides. La empresa debe pagar más de $600 millones en multas.

2019: Los CDC anuncian que las muertes por sobredosis cayeron un 5,1 % en 2018, la primera disminución en más de dos décadas.

2020: Oregón se convierte en el primer estado en eliminar las sanciones penales por posesión de pequeñas cantidades de heroína.

GLOSARIO

acuerdo: un pago que un tribunal exige que alguien pague

adicción: deseo compulsivo de hacer algo, que es difícil de controlar o detener

daños y perjuicios: dinero que se debe pagar como compensación por una lesión o pérdida

defensor, ra: persona que ayuda en la causa de otra

endorfinas: una sustancia química del cerebro que produce sensaciones de placer y ayuda al funcionamiento del cuerpo

euforia: una sensación de gran felicidad y entusiasmo

humano, na: que se preocupa por los demás

síndrome de abstinencia: una enfermedad provocada por detener el consumo de una droga

sintético, ca: producido artificialmente por medios químicos

sobredosis: consumir demasiado de una droga de una vez

trauma: un acontecimiento aterrador o peligroso

NOTAS SOBRE LAS FUENTES

5 "Cortney", Centros para el Control y la Prevención de Enfermedades, 22 de septiembre de 2017, https://www.cdc.gov/rxawareness/stories/cortney.html.

6 James Montgomery, "Eminem Details Depths of Drug Addiction: 'My Bottom Was Gonna Be Death'", MTV, 27 de junio de 2013, http://www.mtv.com/news/1709712/eminem-how-to-make-money-selling-drugs-documentary/.

11 Emma Newburger, "White House Touts Progress in Opioid Crisis, but Health Researchers Are Skeptical", CNBC, 26 de marzo de 2019, https://www.cnbc.com/2019/03/26/white-house-touts-progress-in-opioid-crisis-but-some-are-skeptical.html.

13 "U.S. Surgeon General Discusses the Opioid Epidemic", Doctors Company, octubre de 2018, https://www.thedoctors.com/articles/u.s.-surgeon-general-discusses-the-opioid-epidemic/.

18 "Treating the Opioid Epidemic as a Children's Health Crisis", Instituto Nacional de la Salud Infantil, consultado el 22 de febrero de 2021, https://www.nichq.org/insight/treating-opioid-epidemic-childrens-health-crisis/.

23 Stacy Weiner, "A Bioethicist's Personal Opioid Nightmare", AAMC, 29 de octubre de 2020, https://www.aamc.org/news-insights/bioethicist-s-personal-opioid-nightmare/.

LISTA DE LECTURAS DE READ WOKE

Día Nacional de Devolución de Medicamentos Recetados
https://takebackday.dea.gov

Goldsmith, Connie. *Addiction and Overdose: Confronting an American Crisis*. Mineápolis: Twenty-First Century Books, 2018.

Hyde, Natalie. *Opioid Crisis*. Nueva York: Crabtree, 2019.

Klimchuk, David. *The Dangers of Opioids*. Nueva York: PowerKids, 2020.

Sheff, David y Nic Sheff. *High: Everything You Want to Know about Drugs, Alcohol, and Addiction.* Boston: Houghton Mifflin Harcourt, 2018.

Sirko, Quincy, Clayton Russell y Angelina Dioguardi. *What the Heck Is Opioid Addiction?* Sewickley, PA: Grow a Generation, 2018.

Todo lo que necesitas saber sobre drogas
https://kidshealth.org/en/kids/know-drugs.html

ÍNDICE

AGRADECIMIENTOS POR LAS FOTOGRAFÍAS

Créditos de las imágenes: Steve Heap/Shutterstock.com, pp. 4, 27; AP Photo/Amy Harris/Invision, p. 5; Thomas Barwick/Getty Images, p. 6; karenfoleyphotography/Shutterstock.com, p. 7; S.G.Photographic/Shutterstock.com, p. 8; North Wind Picture Archives/Alamy Stock Photo, pp. 9, 26; fotografixx/Getty Images, p. 10; Sean Russell/Getty Images, p. 12; Milko/Getty Images, p. 13; Everett Collection Historical/Alamy Stock Photo, p. 14; AP Photo/Carline Jean/South Florida Sun-Sentinel, p. 15; Sean Pavone/Shutterstock.com, p. 16; Kamira/Shutterstock.com, p. 17; Monkey Business Images/Shutterstock.com, p. 18; Science History Images/Alamy Stock Photo, p. 19; ZUMA Press, Inc./Alamy Stock Photo, p. 20; Roman Chazov/Shutterstock.com, p. 21; New2me86/Shutterstock.com, p. 22; © Mpv_51, p. 26. Fernando Decillis, retratos fotográficos de Cecily Lewis.

Elementos de diseño: David Smart/Shutterstock.com; Alisara Zilch/Shutterstock.com; Reddavebatcave/Shutterstock.com.

Imagen de la portada: David Smart/Shutterstock.com.

Consultora de contenido: Colin Planalp, becario principal de investigación del Centro de Asistencia de Datos de Acceso a la Salud del Estado de la Universidad de Minnesota (SHADAC)

Título original: *The Opioid Epidemic and the Addiction Crisis*

La traducción al español fue realizada por Zab Translation.

ediciones Lerner
Una división de Lerner Publishing Group, Inc.
241 First Avenue North
Mineápolis, MN 55401, EE. UU.

Si desea averiguar acerca de niveles de lectura y para obtener más información, favor consultar este título en www.lernerbooks.com.

Fuente del texto del cuerpo principal: Aptifer Sans LT Pro.
Fuente proporcionada por Linotype AG.

Library of Congress Cataloging-in-Publication Data

The Cataloging-in-Publication Data for *La epidemia de los opioides y la crisis de las adicciones* is on file at the Library of Congress.
ISBN 978-1-7284-7430-4 (lib. bdg.)
ISBN 978-1-7284-7454-0 (pbk.)
ISBN 978-1-7284-7455-7 (eb pdf)

Fabricado en los Estados Unidos de América
1-52026-50539-12/8/2021